# RÉFLEXIONS CRITIQUES

## SUR

# LA PRATIQUE MÉDICALE.

## ANALYSE

### D'UN NOUVEL ÉLIXIR DE GARUS.

### PAR D.-J. GOBLIN,

DOCTEUR EN MÉDECINE DE LA FACULTÉ DE PARIS.

*Fari quæ sentiam.*

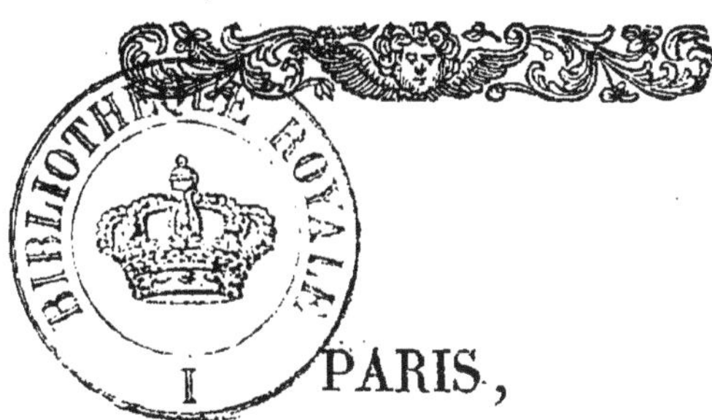

PARIS,

DE L'IMPRIMERIE DE J. GRATIOT.

—

1821.

# RÉFLEXIONS CRITIQUES

SUR

# LA PRATIQUE MÉDICALE.

Avant que la Médecine fût affermie sur des bases solides, c'est-à-dire, avant qu'elle fût éclairée par une saine physiologie, elle n'était qu'un art conjectural dépendant d'un aveugle empirisme. Ce n'était point l'organe malade que l'on cherchait à reconnaître ; ce n'était seulement que l'emploi ou l'indication de quelques substances dénommées médicinales parce que l'on croyait reconnaître en elles des vertus propres à neutraliser l'action ou cause efficiente des maladies. Cette pratique médicale ( pour être raisonnable) n'était éclairée que par l'observation, et n'avait qu'une marche incertaine ou douteuse : aussi observait-on que, la plupart du temps, les médecins se trouvaient forcés de masquer, par l'administration de médicamens, de formules et de recettes, leur peu de certitude en médecine ; et que les symptômes des maladies, par la raison que l'on confondait fréquem-

ment l'effet avec la cause, étant alors considérés comme de véritables maladies, le charla-
tanisme, masque ordinaire de l'ignorance, ob-
tenait le plus grand crédit. Dès lors une quantité
innombrable de substances médicinales, recueil-
lies dans les quatre parties du monde, vint
meubler l'officine des pharmaciens, ainsi que le
cerveau brûlé des commères et des bonnes
femmes ; et par ce peu de certitude en médecine, l'empirisme le plus effréné s'acquit une
réputation médicale.

On ne parlait plus que de spécifiques, non-
seulement propres à guérir toutes les maladies, mais encore à conserver la santé et à
prolonger la vie des hommes : enfin il n'était
point nécessaire d'être malade pour en faire
usage ; il était supposé que la santé, ainsi que
les années, se trouvaient renfermées dans le
fond d'une bouteille : de là, la naissance des
elixirs de santé et de longue vie. La crédulité
publique, qui était le seul objet sur lequel pus-
sent spéculer ceux qui, seulement guidés par le
vil appât du gain, s'adonnaient au débit de pa-
reilles compositions, accrédita, ce *modus cu-*
*randi*, ou *mode de traiter* les maladies. Alors,
pour peu qu'un composé médicinal eût un nom
extraordinaire, et surtout inconnu, chacun,

avec la ferme persuasion d'acheter un spécifique, se laissait tromper : mais comme la bourse des gens n'était pas seule compromise, que leur santé, et même leur existence l'étaient aussi, il devenait nécessaire de s'élever contre un tel abus. C'est effrayé des maux nombreux qui sont résultés, et qui sont encore la suite d'une telle pratique, que je fus conduit à parler des spécifiques prétendus, afin de faire connaître tout le ridicule qui se trouve attaché à une méthode plutôt pharmaceutique que médicale. C'est pourquoi nous allons jeter un coup d'œil rapide sur les principales compositions pharmaceutiques officinales, et donner une idée de ce qu'on entend vulgairement par spécifique; ensuite, en parlant de la vraie méthode à suivre pour l'art de guérir, nous ferons connaître ce qu'on doit entendre par savoir médical.

Le nombre des médicamens employés autrefois était tel, qu'on fut obligé d'en supprimer une très-grande quantité, parce que la vie de l'homme n'aurait pu suffire pour se les classer dans la mémoire. La matière médicale fut donc dépouillée d'un très-grand nombre de substances et de composés très-ridicules, et qui font encore rougir l'homme qui s'adonne à la pratique de l'art de guérir : tels sont, par exemple, le crâne pulvérisé d'un jeune homme de dix-huit à vingt ans, et la fiente du chien, si renommée par nos anciens médecins sous le nom d'*album grœcum*.

La matière-médicale se trouvant purgée de ces substances, que l'on doit plutôt appeler immondices que médicamens, fut encore simplifiée, c'est-à-dire, dégagée de nouveau d'un grand nombre de substances inutiles ; et nous devons à M. Alibert un *Traité de Matière médicale* qui est présentement le plus élagué que l'on possède, tant sous le rapport des drogues que sous celui des composés pharmaceutiques. Mais, quoique M. Alibert ait suivi, pour la classification des médicamens, une marche physiologique, il n'a point fait assez d'attention au rôle que jouent ordinairement les membranes muqueuses et le système lymphatique dans toutes les maladies. Il s'est trop adonné à la connaissance de l'action directe des médicamens sur nos organes, comme curatifs ; et il n'a pas assez appuyé sur l'organisation du tissu des organes, qui seuls reçoivent les médicamens, et qui, comme l'a fort bien observé l'immortel Bichat, peuvent être affectés de cent manières différentes, selon leur degré d'irritabilité. D'après cet exposé, il est facile de voir,

1° Que le système lymphatique doit toujours

être le véhicule des vertus sanitaires des médicamens employés pour la curation de certaines
maladies, comme, par exemple, la siphylis, etc.;

2° Que l'estomac et les intestins jouent un
rôle absolument passif; excepté que leur membrane muqueuse peut être plus ou moins irritée
par la présence des substances introduites;

3° Que la tonicité prétendue donnée aux fi-
brilles de l'estomac par l'emploi des toniques,
n'a lieu que sur ses vaisseaux lymphatiques pro-
prement dits, et ensuite sur les lymphatiques en
général : car comment supposer des propriétés
toniques à un médicament, s'il ne répartit point
la tonicité dans toutes les parties du corps, et
comment admettre la répartition de la tonicité
sans les lymphatiques?

4° Enfin que tout médicament introduit dans
les voies disgestives, s'il n'agit point sur le système lymphatique, ne peut agir qu'en adou-
cissant ou irritant la membrane muqueuse qui
les tapisse : tels sont les émolliens, les émétiques
et les purgatifs.

Il est à remarquer que je fais abstraction des
médicamens qui agissent sur le système ner-
veux, parce que leur action est d'engourdir et
de stupéfier.

La matière médicale ainsi simplifiée, les subs-

tances considérées comme curatives, furent clas-
sées selon qu'on les employait seules ou telles
que la nature les produit, selon qu'on les employait plus ou moins mélangées, et plus ou
moins combinées, c'est-à-dire, selon qu'elles
acquéraient des vertus différentes, d'après
leur action chimique réciproque : comme, par
exemple, pour un médicament simple, la
rhubarbe, le kina, etc.; pour un composé, une
potion quelconque dans laquelle il entre plusieurs substances différentes; et pour un com-
biné, l'éther, etc.

Du mélange des substances provint l'art de
formuler, ou de mélanger convenablement les
médicamens : mais de ce mode d'administration il résulta un si grand nombre de formules et de recettes, qu'on fut obligé de les di-
viser en *formules magistrales*, qui s'exécutent
au moment, et en formules *officinales*, qui se
conservent comme un ameublement dans les
boutiques des pharmaciens.

C'est précisément de ces médicamens composés que je veux parler, m'abstenant des formules magistrales, qui ne doivent jamais être
fournies par les pharmaciens sans l'ordre d'un
médecin; ne m'occupant que des officinales,
comme les plus généralement funestes à l'hu-

manité, par la raison que, portant une dénomi-
nation prétendue spécifique, le vulgaire ne
s'attache qu'au nom, et croit qu'il peut en faire
usage seulement d'après son caprice ou sa vo-
lonté. C'est par cette raison que tant de formules
officinales se trouvèrent préconisées, et que chacun a cru ( et cela est naturel d'après les vertus
qu'on leur a attribuées) non seulement pouvoir
traiter toutes les maladies, mais encore créer selon son petit génie, et plus particulièrement
selon une puissance spéculative, de ces médicamens banaux, ou selles à tous chevaux, comme
on en rencontre tant parmi la classe des
élixirs qui vinrent trop malheureusement in-
fecter le sanctuaire médical et chirurgical. Aussi
voyait-on des gens qui ne se doutaient nul-
lement de l'art de guérir ( au nombre
desquels on peut placer la veuve Nouffer ,
et tant d'autres ) se placer au rang des médecins les plus distingués, et, qui plus est,
s'élever contre leurs avis. Il eût semblé que la
vente des drogues, leur odeur, et l'habitude
de les préparer donnaient un savoir médical
tel, qu'il n'était point ( et on l'observe encore de
nos jours) de pharmaciens, d'herboristes, de
sages-femmes, et de garde-malades qui ne crus-
sent pouvoir faire, comme on le dit vulgai-

rement, de la médecine. Mais j'ai parlé assez longuement des principaux ridicules de cette branche de l'art de guérir ; je passe présentement à un léger aperçu de ce qu'on doit appeler savoir médical ; puis je terminerai par des réflexions appartenant à l'immense famille des recettes et formules.

Pour reconnaître et traiter les maladies, il est nécessaire de se rappeler ce qu'est l'homme dans l'état de santé, c'est-à-dire qu'il faut que celui qui se livre à la pratique de l'art de guérir, soit parfaitement imbu des phénomènes physiologiques qui constituent la vie de l'homme en parfait équilibre ; il faut qu'il sache que le corps de l'homme, depuis sa naissance jusqu'à sa mort, est composé de parties solides et de parties fluides qui subsistent plus ou moins de temps après la disparution du principe vital ; que ces parties solides sont composées de filamens fins et déliés, qu'on nomme fibres ; que de l'union ou assemblage de ces fibres résultent toutes les parties solides, qui sont : 1° le tissu cellulaire ; 2° les membranes ; 3° les os ; 4° les cartilages ; 5° les ligamens ; 6° les muscles ; 7° les tendons ; 8° les aponévroses ; 9° les vaisseaux ; 10° les nerfs ; 11° les viscères ; 12° les organes ; 13° les glandes et les vaisseaux excréteurs ; qu'il sache que

toutes ces parties qui composent le corps humain, diffèrent entre elles, tant sous le rapport de leur texture que sous le rapport de
leurs usages ; qu'ainsi le tissu cellulaire doit
différer des os ; que les os doivent différer des
muscles, et que, par cette raison, leur texture
et leurs usages doivent être différens ; ensuite,
pour les humeurs, savoir que les principales
sont le sang, la lymphe et la bile.

Il faut qu'il sache encore que le tissu cellulaire sert de lien et de remplissage à toutes
les parties qui concourent à la formation du
corps ; que les membranes servent à tapisser,
tant intérieurement qu'extérieurement, toutes
les cavités qui existent dans l'économie, de
même que celles des viscères et des organes
qu'on y rencontre ; et que, dans certains organes, elles les forment pour ainsi dire entièrement, comme, par exemple, l'estomac et les
intestins ; que les os qui composent le squelette
servent de charpente au corps humain, ainsi
que de leviers et de points d'attache aux organes du mouvement, tels que les cartilages
et les ligamens, qui forment les articulations
en unissant les os entre eux, ainsi qu'aux muscles, aux tendons et aux aponévroses, qui sont
les principaux organes du mouvement ; que les

vaisseaux servent à la circulation du sang, de la lymphe et du chyle ; que les nerfs servent à la transmission des sensations et au mouvement ; que les viscères servent à l'exécution d'une fonction ; que, pour l'exécution d'une fonction, il faut le concours de plusieurs organes, ce qui constitue un appareil d'organe. Ainsi, pour la respiration, l'appareil d'organe sera le larynx, la trachée-artère, les bronches, les poumons et les muscles de la respiration.

Pour la circulation, l'appareil sera le cœur, les artères, les veines et les vaisseaux lymphatiques.

Celui de la digestion sera la bouche, les dents, la langue, l'œsophage, l'estomac, le duodénum, le foie, la rate, le pancréas, les petits et les gros intestins.

Pour l'appareil urinaire, les capsules rénales, les reins, les uretères, la vessie, et le canal de l'urètre.

L'appareil de la génération, chez l'homme, sera les testicules, les conduits déférens, les vésicules séminales, et la verge.

Chez la femme, la vulve, le clitoris, le vagin, la matrice, les ovaires et les trompes.

Outre ces appareils, il en existe d'autres qui forment ce qu'on appelle les sens, qui sont les oreilles, les yeux, le nez, la langue, et les nerfs, organes de la sensibilité. Il ne faut pas oublier le larynx, qui est l'organe de la voix, ainsi que le cerveau, le cervelet et la moelle de l'épine, qui servent à la perception des sensations.

D'après cet exposé anatomique, on doit facilement concevoir qu'il est une autre connaissance à acquérir; c'est celle qu'on appelle physiologie, ou connaissance des tissus de nos organes, ainsi que celle des fonctions qui s'exécutent pendant la vie par le concours de toutes les parties ci-dessus dénommées. Ces fonctions sont les suivantes.

Aussitôt que l'homme est formé dans le sein de sa mère, il s'établit chez lui une circulation qui se fait de la mère au fœtus, première fonction qui s'opère pendant la vie; la seconde est la respiration, parce que, aussitôt la naissance, la circulation première se trouve changée par l'acte respiratoire. Après cette importante fonction, vient celle de la digestion, parce que le sujet, pour se conserver, est obligé d'introduire dans son intérieur des alimens destinés à l'assimilation des parties dont se forme son être : de là les sécrétions des organes glanduleux, qui sont auxiliaires à la fonction digestive ; et la nutrition, mode d'action servant à la reproduction de ces mêmes parties, qui se renouvellent sans cesse pendant la vie. Ensuite viennent les excrétions, fonction émunctoire des parties nuisibles et superflues à notre économie ; puis celle de relation qui nous met en rapport avec les objets extérieurs ; et enfin la dernière, celle de la génération, c'est-à-dire, qui sert à la propagation de l'espèce. A cette série de phénomènes il faut joindre les sens, tels que la vue, l'ouïe, l'odorat, le goût et le toucher.

D'après l'énumération de tous ces phénomènes, il faut, pour que l'homme vive en parfaite santé, qu'il y ait accord d'action ou harmonie entre toutes les fonctions qui constituent son existence ; c'est-à-dire qu'il respire, qu'il digère, qu'il voie, qu'il sente, etc., etc.; enfin que toutes les fonctions de la vie s'exécutent entre elles avec autant d'accord que les rouages d'une montre s'accordent entre eux, pour marquer l'heure exactement.

Celui qui est parfaitement imbu de ces connaissances, est seul capable de connaître les maladies, par la raison qu'il connaît l'homme dans l'état de santé, et qu'il saura que toutes les fois qu'un des organes appartenant à une fonction importante à la vie est lésé, cette fonction se trouve dérangée, et que l'affection générale peut survenir, comme on l'observe fréquemment. Quelle sera donc la conduite du médecin ? Elle sera de remonter aux causes, de découvrir l'organe malade, et d'y remédier, ne s'en laissant point imposer par les symptômes appelés généraux, qui entraînent presque toujours dans l'erreur, parce qu'on les considère comme des maladies particulières ; tous les symptômes généraux des maladies devant se ressembler, par la raison qu'elles ne sont pour ainsi dire que des phlegmasies, plutôt que des maladies essentielles, comme on l'a prétendu.

Afin de prouver ce que j'avance, il faut remonter au principe physique des causes des maladies, et se demander comment un organe quelconque peut être lésé ; alors on verra que toutes les causes agissent en irritant, et que les parties affectées doivent, par suite d'irritation, s'enflammer. Mais, pour exprimer ses pensées comme on doit, afin de parler juste, traiter physiquement ce que l'on veut prouver, je dirai que, par la raison qu'en physique il ne peut exister de mouvement sans qu'il y ait déplacement, et *vice versâ*, de même, en médecine, il ne peut exister de trouble dans l'économie, sans qu'il y ait irritation de partie, et, par suite d'irritation, inflammation.

Ce qui vient à l'appui de cette assertion, c'est qu'il n'est pour ainsi dire point de cadavre sur lequel on ne trouve, lors de son ouverture, des traces plus ou moins apparentes d'inflammation. Et de ce que MM. Béclard et Chomel apportent pour preuve du contraire l'aperçu de traces d'inflammation découvertes par eux sur des cadavres de suppliciés, morts, disent-ils, en pleine santé, rien ne doit être conclu, si ce n'est que ces messieurs s'éloignent entièrement des principes physiologiques, qu'ils doivent très-bien connaître, par la raison que les affections vives de l'ame produisant ordinairement des inflammations, à plus forte raison celui qui est dans l'attente du supplice, et surtout lorsqu'il y marche, peut plus particulièrement en contracter. En outre, on peut leur objecter que, chez ces mêmes hommes, dont ils ont inspecté les cadavres, il pouvait exister, long-temps avant leur exécution, une inflammation chronique qui n'était point à un assez haut degré pour troubler sensiblement les fonctions vitales. Au surplus, comme il n'est pas nécessaire d'accumuler ici preuve sur preuve pour détruire une telle absurdité, je dirai seulement que leur assertion, fût-elle vraie , les exceptions, loin de détruire les règles générales, ne servant qu'à les prouver , cela ne pourrait être admis comme preuve contraire.

En dernière analyse , comme en physique et en chimie on est obligé d'admettre , dans la description des phénomènes qu'on y rencontre, pour la première , le mot *attraction* , et pour la seconde celui d'*affinité*, pourquoi serait-il plus ridicule d'admettre en médecine le mot *irritation*, pour expliquer le principe agissant des maladies ; car , comment démontrer l'invasion des maladies, sans admettre le mot *irritation*.

Mais c'est assez s'arrêter sur cette matière ; passons présentement à la critique des prétendus spécifiques.

Bichat fut le premier qui, d'après son traité des tissus, commença à ébranler les mauvais fondemens de la médecine ; et nous devons à M. Broussais, qui a continué ses travaux, d'avoir entièrement renversé ces bases dangereuses, et d'avoir fait connaître ce qu'on entend par *savoir* ou *tact médical*, qui est d'interroger l'organe malade, afin d'y porter remède ; l'anatomie et la physiologie étant les seules branches de l'art de guérir qui puissent guider le médecin au lit du malade. Que penser présentement de toutes ces vertus attribuées aux médicamens tant simples que composés; que penser des prétendues vertus spécifiques du kina, du camphre, etc., pour le traitement des fièvres appelées maladies essentielles; que penser des potions toniques et irritantes, ainsi que des élixirs dénommés stomachiques, qui forment une classe si nombreuse de la thérapeutique; sinon que toutes ces prétendues substances curatives n'agissent qu'en irritant, et que si la curation arrive, c'est plutôt révulsivement qu'en neutralisant l'action morbifique; c'est-à-dire qu'en excitant artificielllement une irritation plus forte que celle que l'on combat, l'irritation première disparaît lorsque l'artificielle cesse, comme on en voit des exemples par l'émétique et les purgatifs. Mais, pour le malheur de l'humanité, les symptômes d'irritation augmentent plus souvent qu'ils ne diminuent, par la raison que l'inflammation déterminée artificiellement se joint à la première?

Passons présentement à l'examen des spécifiques reconnus jusqu'à ce jour, afin de connaître comment ils peuvent produire des effets funestes.

L'estomac étant le premier organe qui reçoit les substances servant à la nutrition des

parties de notre être, doit être le plus fréquemment affecté, parce qu'il est plus continuel-
lement en action que les autres organes, et qu'il
reçoit les alimens tels qu'ils sont préparés : par
suite le duodenum et les intestins, qui peuvent
être considérés comme la continuation de l'estomac relativement aux voies digestives, sont
souvent affectés en même temps, par la raison que
les inflammations des membranes muqueuses se
propagent par continuité d'organes. Ensuite l'estomac, tant par les fonctions qu'il remplit, que par
ses rapports anatomiques, étant l'organe qui a le
plus d'action sympathique avec les autres organes
essentiels à la vie, doit être le plus souvent
lésé ; c'est-à-dire que, lorsqu'il est dérangé
dans ses fonctions, ou atteint de maladie, tous
les organes qui ont des rapports sympathiques
avec lui pouvant être troublés, par raison
inverse, il peut l'être sympathiquement lorsqu'ils
sont malades. Que penser présentement de la
théorie des fièvres essentielles qui remplissent
un si grand cadre dans les nosographies, sinon
qu'elles ne sont que des phlegmasies? D'après ces
considérations physiologiques, il est facile de
comprendre combien on doit être réservé sur
l'introduction des substances médicamenteuses
dans les voies digestives, parce que si les ali-

mens auxquels l'estomac est habitué deviennent irritans, à plus forte raison des médicamens qui ne diffèrent des alimens que par le mode d'action qu'on leur attribue, le deviendront.

En effet que feront tous ces prétendus spécifiques, tels que le kina, etc., et surtout les potions stimulantes et les élixirs, qui n'agissent qu'en irritant, puisque, d'après les substances qui les composent, ils ne possèdent que des vertus stimulantes à un très-haut degré? Enfin les inflammations chroniques de l'estomac, qui sont les maladies le plus généralement répandues, ayant toujours été méconnues, on ne cherchait qu'à engourdir ou à guérir révulsivement les douleurs et les mauvaises digestions, par l'emploi de formules énergiques, et très-compliquées par le nombre des drogues entrant dans leur composition; en un mot, on faisait en médecine comme on fait en matière de religion, on enveloppait ses paroles et ses actions d'un voile mystérieux. Aussi faisait-on prendre un médicament à un malade, comme on jetait une lettre à la poste pour un département : il devait arriver à sa destination. Hélas! combien une telle pratique nous prouve l'ignorance médicale de ce temps. Mais, comme l'absurdité d'une pareille

théorie est trop facile à prouver, passons à la défi-
nition du mot *spécifique*, tel qu'il se trouve dans
le dictionnaire de M. Capuron ; et ce sera encore une preuve de cette ignorance. Que le
lecteur se reporte à l'ouvrage que je viens de
citer.

Il est présentement facile de se convaincre
de la non-existence des spécifiques dans le traitement des maladies ( *abstraction faite des maladies virulentes* ), parce que l'action d'un médicament doit varier selon l'âge et le sexe, le
tempérament, les pays, les saisons et les climats.
Que conclure maintenant des élixirs, sinon que
ce sont des substances composées, plus souvent
nuisibles qu'utiles ; par rapport à leur propriété
corrosive ? Voyons présentement ce qu'on appelle élixir.

Les élixirs sont des préparations pharmaceutiques que l'on obtient par la macération d'un
certain nombre de substances médicinales dans
l'alcohol, et que l'on soumet très-souvent à la distillation, afin de leur donner un plus haut degré
d'énergie. Ces composés pharmaceutiques sont
tellement stimulans, que, lorsqu'on en prend
un verre, surtout de l'élixir de longue vie, on
éprouve un sentiment de chaleur extrême dans
l'estomac. Il est facile de le prouver, en

disant ce qu'on entend par alcohol, qui en fait la base principale.

L'alcohol, qui est le produit de la distillation du vin, est un liquide incolore, chaud, piquant, plus léger que l'eau, enivrant, inflammable, miscible à l'eau, à l'éther et aux huiles essentielles, peu ou point aux huiles fixes ; dissolvant les résines, décomposable par les acides concentrés.

Comme on vient de voir que tous les élixirs ont pour base l'alcohol, dans lequel on fait macérer des substances végétales de force énergique, on doit être convaincu qu'ils agissent tous de la même manière. Cependant j'en excepterai un, qui est l'elixir de Garus, parce qu'il contient beaucoup de sucre : mais, comme son mode préparatoire, qui est la distillation, lui donne une vertu trop active, il se rapproche des autres. M'étant particulièrement adonné à reconnaître quelle était la cause des accidens funestes que produisait quelquefois ce dernier, j'ai remarqué que ces accidens provenaient de ce qu'on l'ordonnait à tort et à travers, c'est-à-dire, sans connaissance de cause, pour toutes les maladies, et qu'il était souvent contraire, par rapport au plus ou moins haut degré d'irritation des voies digestives, particulièrement de l'estomac ; surtout, parce qu'on ne faisait point attention aux différences qui existent dans cet organe, selon l'âge, le sexe et le tempérament ; et, enfin, parce qu'il ne contenait point assez de sucre en dissolution pour modifier l'action trop stimulante de l'alcohol et des substances mises en macération. Guidé par cette dernière considération, j'ai cherché les moyens de conserver à l'humanité un élixir qui, par sa composition, et surtout pris à propos, ne produisît aucun effet funeste ; et je suis parvenu à obtenir une composition stimulante, parfaitement mitigée par la dissolution du sucre.

C'est pourquoi cet élixir, dont je ne changerai pas le nom, n'en étant que le correcteur, je l'annonce, non point bon pour toutes les maladies, mais seulement pour certains cas que j'indiquerai ; parce qu'il serait absurde de croire, que, par cela qu'un médicament peut produire de bons effets dans certains cas, il ne puisse dans d'autres en produire de funestes. Il ne conviendra donc pas mieux que les autres, 1° pour tous les âges, parce qu'il serait trop irritant dans l'enfance, l'estomac étant trop sensible ; 2° toutes les fois qu'il y a douleur dans les voies digestives, et par conséquent trouble de la digestion , parce qu'il pourrait augmenter ces états ; 3° dans aucune affection inflammatoire ; 4° chez les personnes irritables ; 5° enfin les médecins sont prévenus de ne l'ordonner qu'après avoir bien reconnu l'état de l'estomac et du tube digestif.

Cet élixir, qui possède à un très-haut degré des propriétés toniques et nutritives, conviendra très-bien chez les vieillards, qui ont besoin de légers stimulans pour faciliter le travail de la digestion ; pendant la convalescence , lorsque tous les symptômes inflammatoires seront disparus ; chez les personnes faibles , mais sans phlegmasies , et surtout chez les personnes atteintes d'inflammation du système glanduleux lymphatique, comme par exemple, pour ce que l'on appelle scrophule ou humeurs froides; chez les personnes qui sont dans le marasme (par suite de la destruction des parenchymes, comme le foie, les poumons, etc., affections qui les conduisent insensiblement au tombeau), afin de stimuler l'estomac de manière à ranimer le flambeau de la vie. Il est à observer qu'il faut le proscrire dans tous les cas, quand une inflammation digestive survient. On peut en faire usage après le repas, avec sécurité, parce que différant par sa nature des liqueurs fortes, il n'est pas susceptible de corroder, comme elles, la muqueuse digestive.

Cet élixir, qui, à l'exception de quelque addition et soustraction, et du mode préparatoire, est absolument le même que l'autre, est très-clair, d'un goût et d'une odeur fort agréables, et a, de plus, une consistance sirupeuse, qui est le produit de l'exacte dissolution du sucre, ce qui lui enlève toute action corrosive. Il se prend à la dose d'un verre à liqueur ; on peut la répéter deux ou trois fois par jour, surtout après le repas.

On trouvera peut-être étonnant que je ne rende pas public le mode préparatoire, ainsi que les légères additions faites à cet élixir. On croira peut-être que, formant un objet spéculatif de la vente de cette nouvelle préparation, je me suis réservé le droit de la vendre seul. Je préviens qu'en annonçant cette nouvelle composition, je n'ai eu d'autre intention que d'être utile à mon semblable, et que je garde le secret par rapport à un père de famille parfaitement instruit dans l'art de la distillation, qui m'a aidé par ses travaux à la confection de cette liqueur. Lui seul en aura le profit, et les personnes qui auront assez de confiance pour croire à ce que

j'ai annoncé dans le cours de cet opuscule,
pourront se la procurer chez M. MABILLE, res-
taurateur, boulevart Saint-Martin, n° 57, en
face du Théâtre, où est le dépôt.

Le prix de la Bouteille est de 7 francs, et de la
Demi-Bouteille 4 francs. Une remise sera faite au
commerce.

## FIN.